www.ingramcontent.com/pod-product-compliance
Lightning Source LLC
Chambersburg PA
CBHW071324220526
45468CB00001B/488
* 9 7 8 1 7 9 3 9 8 2 5 1 3 *